BEI GRIN MACHT SICH IHR
WISSEN BEZAHLT

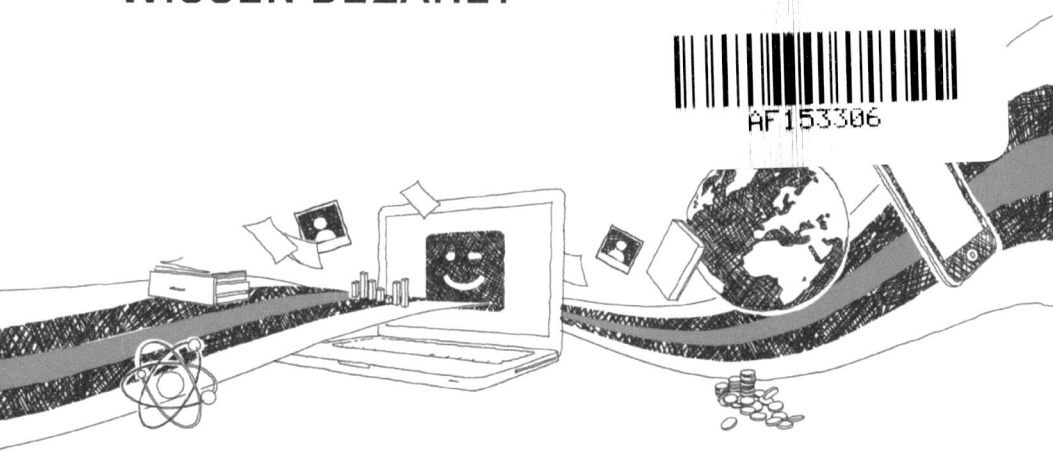

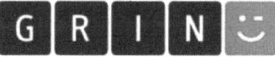

Resilienzfaktoren und salutogenetische Aspekte. Umgang mit schwierigen Lebensereignissen

Bibliografische Information der Deutschen Nationalbibliothek:

Die Deutsche Nationalbibliothek verzeichnet diese Publikation in der Deutschen Nationalbibliografie; detaillierte bibliografische Daten sind im Internet über http://dnb.d-nb.de abrufbar.

ISBN: 9783346911520
Dieses Buch ist auch als E-Book erhältlich.

© GRIN Publishing GmbH
Trappentreustraße 1
80339 München

Druck und Bindung: Books on Demand GmbH, Norderstedt Germany
Gedruckt auf säurefreiem Papier aus verantwortungsvollen Quellen

Das vorliegende Werk wurde sorgfältig erarbeitet. Dennoch übernehmen Autoren und Verlag für die Richtigkeit von Angaben, Hinweisen, Links und Ratschlägen sowie eventuelle Druckfehler keine Haftung.

Das Buch bei GRIN: https://www.grin.com/document/1374137

Vergleich von Resilienzfaktoren und salutogenetischen Aspekten beim Umgang mit schwierigen Lebensereignissen

Hausarbeit
im Rahmen der Prüfung für den Abschluss „Bachelor of Science"
im Studiengang „Psychologie"

Inhaltsverzeichnis

Zusammenfassung

Ziel dieser Hausarbeit ist es ein Vergleich von Resilienzfaktoren und salutogenetischen Aspekten beim Umgang mit schweren Lebensereignissen herauszuarbeiten. Um dem nachzugehen, werden die grundlegenden Theorien und Begriffe „kritische Lebensereignisse", „Resilienz" und „Salutogenese" näher definiert und deren Zusammenhang herausgearbeitet. Kritische Lebensereignisse rufen eine tiefgreifende Veränderung im Leben einer Person hervor. Dabei zielen Resilienzfaktoren bzw. Widerstandsressourcen auf eine positive Bewältigung schwerwiegender Ereignisse ab. Die Salutogenese untersucht die Aufrechterhaltung der Gesundheit. Dabei werden die dem Menschen zur Verfügung stehenden Ressourcen genutzt. Die Resilienzfaktoren und die salutogenetischen Aspekte weisen eine Vielzahl ähnlicher Ressourcen auf, die im Laufe der folgenden Arbeit herausgearbeitet werden. Anschließend werden die markantesten Merkmale der beiden Theorien in der Diskussion zusammengeführt und im Hinblick auf die Bewältigung von kritischen Lebensereignissen genannt und belegt.

1. Einleitung

Mit Beginn des ersten Lebensjahres gibt es verschiedene Lebensereignisse und Aufgaben die der Säugling, das Kind, der Jugendliche, der Erwachsene und letzten Endes der alternde Mensch durchleben und auch meistern muss (Allemeind und Steiner, 2010). Einige Lebensereignisse, die nicht zu den normativen Erlebnissen (z.B. Pubertät) gehören werden als kritische Lebensereignisse bezeichnet, worunter unter anderem etwa der Verlust einer nahstehenden Person fällt (Faltermeier, 2005). Um schwere Traumata erfolgreich bewältigen zu können, gibt es sogenannte Resilienzfaktoren. Optimismus und Kompetenzerwartung sind ebensolche Faktoren.   Diese tragen zu einer positiven Anpassung trotz vorhandener Risikofaktoren oder schwieriger Lebensereignissen bei (Renneberg und Hammelstein, 2006).

Die Gesundheitspsychologie beschäftigt sich mit dem Erleben und dem Verhalten des Menschen im Zusammenhang mit Gesundheit und Krankheit. Die Kernaspekte der Gesundheitspsychologie sind präventive Verhaltensweisen, sowie psychische und auch soziale Einflussfaktoren und deren Wechselwirkungen mit körperlichen Erkrankungen. Damit wird der Gesundheitspsychologie eine große Rolle im Hinblick auf die Erhaltung und die Förderung der Gesundheit und auch auf die Beseitigung und die Entgegenwirkung eines krankheitsförderlichen Verhaltens zugesprochen. Ein solcher Ansatz zur Erklärung und Erhaltung der Gesundheit ist die Salutogenese. Nach diesem Modell soll die Gesundheit gefördert werden, indem individuelle Ressourcen bzw. Schutzfaktoren gestärkt werden (Renneberg und Hammelstein, 2006).

Immer wieder entstehen Situationen, die negativ belastend und stressinduzierend sind. In ihrer gesamten Lebenszeit werden die meisten Erwachsenen mindestens einem oder mehreren potentiell traumatischen Ereignissen ausgesetzt (Bonanno, 2005). Der Verlust von Elternteilen in jungen Jahren, die Diagnose einer tödlichen Krankheit oder das Erleben von körperlicher Gewalt sind allesamt schwerwiegende und belastende Ereignisse, die auftreten können. Die „Studie zur Gesundheit Erwachsener", geleitet durch das Robert-Koch-Institut bestätigt, dass jedes Jahr 27,8% der deutschen Erwachsenen von einer psychischen Krankheit betroffen sind. Konkret geht man von rund 164,8 Millionen Betroffenen aus (DGPPN, 2018). Bei 31% der Bevölkerung entstehen psychische Probleme durch das Erleben von Stress (Brandt, 2019). Doch führen schwierige Lebensereignisse nicht zwangsläufig zu der Entwicklung einer psychischen Störung, da es viele verschiedene präventive Maßnahmen, Schutzfaktoren und auch Resilienzfaktoren gibt, womit die mentale Gesundheit bewahrt werden kann.

Ziel dieser Hausarbeit ist es die Resilienzfaktoren und die salutogenetischen Aspekte beim Umgang mit kritischen Lebensereignissen zu vergleichen. Angestrebt wird damit den Menschen   vor   dem   Eintritt   schwerwiegender   Lebenskrisen,   die   bestgeeigneten

Präventionsmöglichkeiten anzubieten und für diejenigen, die sich gerade in einer schweren Lebenskrise bewegen, die optimalsten Interventionsmaßnahmen zusammenzustellen.

2.Theorien

Um den Vergleich von Resilienzfaktoren mit salutogenetischen Aspekten beim Umgang mit schweren Lebensereignissen durchzuführen zu können, werden vorab die theoretischen Hintergründe zu diesen Aspekten näher erläutert und dargestellt.

2.1 Kritische Lebensereignisse

Lebensereignisse im Allgemeinen sind deutliche Veränderungen im Lebensmuster einer Person. Diese können sich auf wichtige Aktivitäten, soziale Rollen oder nahe Bezugspersonen beziehen. Dabei ändert sich unerwartet die Lebenswelt einer Person, die eine hohe Bedeutung für das Individuum hat (Faltermaier, 2005). Beispiele hierfür sind die Pubertät oder auch die Einschulung. Die kritischen Lebensereignisse sind jedoch speziellere Erfahrungstypen (Schwarzer, Jerusalem& Weber, 2002). Diese können unter anderem eine Scheidung, eine Behinderung oder der Tod sein (Joop& Schmitt, 2010). Weitere Beispiele für kritische Lebensereignisse sind: Unfälle und weitere Traumata, psychische Erkrankungen, wie Depressionen, Schizophrenie (Bengel und Lyssenko, 2012). Diese speziellen Erfahrungstypen kennzeichnen sich durch Auflösung und Unstetigkeit in den Lebensbedingungen, wodurch eine adaptive Herausforderung für die Person entsteht (Schmitz, Rothermund & Brandstädter, 2006). Die Lebensveränderung zieht sich bei kritischen Lebensereignisse durch verschiedene Lebensbereiche und schränkt die alltägliche Lebensgestaltung ein (Schwarzer et al., 2002). Diese Lebensbereiche beziehen sich auf grundlegende Leitprinzipien des Individuums, wie beispielsweise auf die Lebenszufriedenheit, die Persönlichkeitsentwicklung, das Selbstbild oder die Gesundheit (Schmitz et al., 2006). Nach einem schweren Lebensereignis wird ein neuer Lebensabschnitt begonnen und gilt somit als ein wichtiger Wendepunkt im Leben (Filipp und Aymanns, 2018). Dieser neue Lebensabschnitt ist unvorhersehbar für das Individuum, wodurch die Person unvorbereitet von dem Ereignis getroffen wird. Ein Beispiel hierfür sind die sogenannten off-time Ereignisse. Mit off-time Ereignissen sind solche gemeint, die entgegen der biologischen Uhr entstehen, wie etwa die Diagnose einer schweren Krankheit im Alter von nur 30 Jahren. Des Weiteren können kritische Lebensereignisse von den betroffenen Personen nicht kontrolliert werden (Schmitz et al., 2006). Durch die Ballung dieser Faktoren wird eine besondere adaptive Herausforderung an das Individuum gestellt, welches bewältigt werden muss (Schwarzer et al., 2002). Wichtig zu unterscheiden sind die verschiedenen Kosten, die beim Eintritt des kritischen Lebensereignisses entstehen. Einerseits handelt es sich hierbei, um das

Bewältigungsproblem, dass mit dem Verlust des vorherigen Zustandes entsteht, wie etwa bei dem Verlust des Ehepartners. Andererseits handelt es sich, um die Bewältigung der entstehenden Faktoren durch den Verlust, wie die Unvorhersehbarkeit oder die Unkontrollierbarkeit der Situation. Folglich ist das Ereignis an sich, als das zentrale Problem zu betrachten. Schlussendlich wird durch ein kritisches Lebensereignis das Selbstbild und die Selbstwahrnehmung hinterfragt (Schwarzer et al., 2002). Wichtig hierbei ist die subjektive Bewertung der Situation durch das Individuum. Denn nicht jedes kritische Lebensereignis ist zwangsläufig auch negativ für das Individuum. Langfristig kann sogar durch eine positive Umdeutung der Geschehnisse, eine positive Weiterentwicklung der Person gefördert werden. Unter dem Vorbehalt von angemessenen sozialen Ressourcen, wie die Unterstützung und personalen Ressourcen, wie ein hohes Selbstwertgefühl, ein positives Selbstkonzept sowie das Vertrauen in eigenen Kompetenzen, kann ein kritisches Lebensereignis die positive Entwicklung der Person fördern (Schwarzer et al., 2002).

Kritische Lebensereignisse können über die Lebensqualität, beispielsweise über das psychische Wohlbefinden oder über die Gesundheit, erfasst werden (Schwarzer et al., 2002). Holmes und Rahe entwickelten die *Social Readjustment Rating Scale*, kurz SRRS. Die SRRS erfasst hierbei sowohl die negativen, also kritischen als auch die positiven Lebensereignisse. Letztlich wird jedem Lebensereignis ein Score zugeteilt, wodurch am Ende eine Gesamtsumme ermittelt wird. Der Gesamtscore dient zur Erfassung des kritischen Lebensereignisses (Holmes und Rahe, 1967).

Die Bewältigung eines kritischen Lebensereignisses zielt auf eine schnelle Erholung von dem belastenden Ereignis und auf eine positive Umkodierung ab. Dabei ist der Lernerfolg, mit dem Ereignis umgehen zu können von erheblicher Bedeutung. Außerdem wird ein kritisches Lebensereignisses als erfolgreich bewältigt eingestuft, wenn in der neuen Lebensperspektive positive Erwartungen bezüglich der Zukunft gebildet werden können (Filipp und Aymanns, 2018).

2.2 Resilienz

2.2.1 Begriffsbestimmung und Operationalisierung der Resilienz

Resilienz meint die psychische Widerstandsfähigkeit einer Person gegenüber kritischen Lebensereignissen und die positive Entwicklung des Individuums trotz nachteiliger Lebensumstände (Schwarzer et al., 2002; Warner, 2020). Die Resilienz wird als der Prozess der Anpassung an Widrigkeiten, Traumata, Tragödien, Bedrohungen oder erheblichem Stress, nach der American Psychological Association definiert (Southwick, Bonanno, Masten, Panter-

Brick und Yehuda, 2014). Individuen sind in einigen Bereichen und Phasen ihres Lebens resilienter als in anderen Bereichen und Phasen. Außerdem geht man von vielen verschieden Arten der Resilienz aus, wie beispielsweise die akute, aufkommende Resilienz, dass vom Kontext des Problembereiches abhängt (Southwick et al., 2014).

Resilienz kann über Fragebogen operationalisiert und gemessen werden. Dabei wird grundsätzlich zwischen zwei Erfassungsstrukturen unterschieden. Zum einen wird die Resilienz als personale Ressource des Individuums erfasst und zum anderen wird die protektive Funktion der einzelnen Items erfasst (Southwick et al., 2014). Der am meisten genutzte Fragebogen zur Erfassung der Widerstandfähigkeit wurde von Wagnild und Jung (1993) entwickelt, der von Schumacher und Kollegen (2004) ins Deutsche übersetzt wurde. Die Kurzversion der Resilienzskala enthält 11 Items, die als eine Likertskala von 1 = ich stimme nicht zu/ nein bis 5 = stimme völlig zu/ ja integriert ist. Die Skala erfasst die Resilienz als Personenmerkmal (Schumacher, Leppert, Gunzelmann, Straß und Brähler, 2004). Weitere bekannte Fragebogen sind beispielsweise die *„Ego Resilience Scale"* von Block und Block (1990) oder der *„Connor-Davidson Resilience Scale"* (CD-RISC) (Bengel und Lyssenko, 2012).

2.2.2 Determinanten, Schutzfaktoren und Interventionen der Resilienz

Die Determinanten der Resilienz variieren von Person zur Person. Dabei basiert die Resilienz auf vielfältigen und verschiedenen Faktoren, wie etwa der Persönlichkeit, den spezifischen Herausforderungen, den verfügbaren Ressourcen und dem Umweltkontext der Person. Zusätzlich spielt das Alter, die Herkunft und die Reife der Person eine wichtige Rolle. Schließlich müssen Resilienzdeterminanten auf verschiedenen Ebenen analysiert und erforscht werden. Darunter zu verstehen sind unter anderem genetische, epigenetische, entwicklungsbezogene, demografische, kulturelle, wirtschaftliche und soziale Faktoren. Die Fähigkeit verschiedene Bewältigungsstrategien je nach spezifischer Herausforderung zu nutzen und durch das erhaltene Feedback die Strategie anzupassen, ist essenziel für die Resilienz (Southwick et al., 2014).

Es gibt eine Reihe von verschiedenen Schutzfaktoren im Hinblick auf die Resilienz. Die bekanntesten sind unter anderem Hardiness, positive Emotionen, Optimismus, Hoffnung, Selbstwirksamkeit, Kohärenzgefühl, Coping und soziale Unterstützung (Bengel und Lyssenko, 2012). Wichtig ist dabei, die Wechselwirkung dieser verschiedenen Faktoren zu berücksichtigen, da die oben aufgeführten Konstrukte je nach Kontext des durchgemachten schweren Lebensereignisses voneinander abhängig sind (Renneberg und Hammelstein, 2006).

Hardiness wird in der Wissenschaft als Widerstandsfähigkeit definiert. Sie wird als ein Personenmerkmal beschrieben (Schwarzer et al., 2002). Kritische Lebensereignisse können durch Hardiness leichter überstanden werden, da diese als weniger stressinduzierend wahrgenommen werden und es zu einer höheren Anwendung von problemorientierten Coping-Strategien kommt (Bengel und Lyssenko, 2012). Maddi (1998) benennt drei Komponenten, die ein solches stressschützendes Konstrukt bilden und zwar Engagement (commitment), Kontrolle (control) und Herausforderung (challenge). „Commitment" meint das Engagement für Handlungen, „control" meint die Kontrolle über die Lebenssituation und unter „challenge" ist die Suche nach Herausforderungen in neuartigen Situationen zu verstehen (Schwarzer et al., 2002).

Positive Emotionen dienen der Aufrechterhaltung und der schnelleren Erholung der körperlichen, als auch der psychischen Gesundheit. In akuten Stresssituationen können positive Emotionen einen schnelleren Rückgang der physiologischen Erregung bewirken. Wichtig zu benennen ist, dass nicht die Intensität der positiven Emotionen eine protektive Wirkung hat, sondern die Kontinuität dessen. Um die Resilienz zu fördern liegt die Quintessenz darin, sich anzutrainieren über die alltäglichen Dinge zu freuen, da während schwerer Lebensereignisse die negativen Reize überwiegen (Bengel und Lyssenko, 2012).

Es gibt verschiedenen Auslegungen zu der Begriffsbestimmung des Optimismus. Optimismus wird als positiver Attributionsstil, also der Distanzierung davon positiven Ereignissen externe Ursachen zuzuordnen und negative Ereignisse, der eigenen Person zuzuschreiben, betrachtet (nach Seligmann 1990 in Bengel und Lyssenko, 2012; Jürgen, 2006). Optimismus wird außerdem als eine stabile und positive Tendenz der Ergebniserwartung beschrieben, auch bekannt als dispositioneller Optimismus (nach Scheier und Carver, 1985 in Bengel und Lyssenko, 2012). Forschungen belegen, dass optimistische Personen eher dazu neigen Probleme realistischer zu betrachten, wodurch eine aktive Problembewältigung in schweren Situationen angestrebt wird. Wichtig zu erwähnen ist, dass Optimismus nicht eindeutig von weiteren Variablen, wie der Selbstwirksamkeit oder dem Kontrollempfinden getrennt werden kann. Dabei dient die Wechselwirkung zwischen dem Optimismus und der eben genannten Faktoren als ein Schutzfaktor (Bengel und Lyssenko, 2012).

Das Modell der Hoffnung wird nach Charles R. Sydney (2002) als eine positive Erwartung, ein Ziel oder ein Wunsch zu erreichen, beschrieben. Dabei sind sich die Forscher uneinig, ob Hoffnung als eine selbstständiger Schutzfaktor der Resilienz gilt. Die Hoffnung wird auch als ein Aspekt des Optimismus bezeichnet. Die von Sydney entworfene Skala stütz die Annahme, dass durch die Hoffnung eine gute Krankheitsbewältigung, eine adaptivere Bewältigungsstrategie und eine erhöhte Lebenszufriedenheit bei körperlichen Erkrankungen und chronische Stressfaktoren einhergehen. Gleichzeitig werden dadurch eventuell weniger psychopathologische Symptome entwickelt. Der Fokus der Hoffnungstheorie basiert auf einer konkreten Zielformulierung, die bei unvorhersehbaren Faktoren flexibel veränderbar ist (Bengel und Lyssenko, 2012).

Die Selbstwirksamkeit ist ein bedeutsamer und empirisch gut belegter Schutzfaktor beim Umgang mit kritischen Lebensereignissen (Bengel und Lyssenko, 2012). Die Selbstwirksamkeitserwartung bezeichnet das Vertrauen der Person in die eigenen subjektiv wahrgenommenen Ressourcen und Fähigkeiten (Bengel und Lyssenko, 2012; Schwarzer et al., 2002). Eine mögliche Interventionsmaßnahme ist das positive Feedback für vergangene Leistungen oder das Vertrauen von anderen Personen in die eigenen Fähigkeiten. Somit trägt die Selbstwirksamkeit zu einer problemorientierten Bewältigung von schwerwiegenden Situationen bei (Bengel und Lyssenko, 2012).

Coping, definiert als die Bewältigung von stressinduzierenden Situationen und kritischen Lebensereignissen, ist ein wichtiger protektiver Faktor der psychischen Gesundheit. Es gibt verschiedene Copingstile, die in den meisten Fällen als problemorientiertes, emotionsbezogenes oder vermeidendes Coping klassifiziert wird. Die problemorientierte Coping-Srategie bewirkt eine aktive Suche nach Problemlösungen. Insbesondere diesem Copingstil wird eine protektive Wirkung für die Wahrnehmung von Kontrolle zugesprochen. Das emotionsbezogene Coping bezieht sich auf eine unveränderbare und unkontrollierbare Situation, meist nach dem Eintritt eines schwerwiegenden Traumas, Stressors oder kritischen Lebensereignisses. Dabei liegt der Fokus auf der emotionalen Distanzierung von der Situation und dem wird ebenfalls eine protektive Wirkung zugesprochen. Zusammenfassend kommt es auf den Verlauf der Stresssituation an, welche Coping-Strategie am besten der Person nützt (Bengel und Lyssenko, 2012).

Die soziale Unterstützung trägt zur Erhaltung und zur Förderung der mentalen Gesundheit bei. Vor allem die Unterstützung, die konsistent und bei Bedarf vorhanden ist gilt besonders wichtig. Eine zentrale Bedeutung hat hierbei die Überzeugung des Individuums, dass sie im Zweifelsfall Rückhalt bekommt. Die kontinuierliche soziale Unterstützung von den Schutzfaktoren, Optimismus und Selbstwirksamkeitserwartung trägt zu der Bildung einer solchen Annahme bei (Bengel und Lyssenko, 2012). Durch die Förderung einer gesunden Familien- und Umfeldsbeziehung wird der Zuwachs der Resilienz erhöht. Dadurch kann das Individuum seine eigenen Ressourcen effektiver entwickeln und somit seine Schutzfunktionen entfalten (Southwick et al., 2014).

Zusammenfassend kann festgehalten werden, dass es einige Schutzfaktoren und Resilienzfaktoren gibt, die zum Erhalt der psychischen Stabilität beitragen. Durch gesellschaftliche Strukturen, wie der Gemeinschaft, wird die Resilienz gestärkt. Abschließend

ist wichtig zu erwähnen, dass die Resilienz am effektivsten durch das Eingreifen in mehrere
Ebenen der Persönlichkeit und der Konstrukte verbessert werden kann (Southwick et al.,
2014).

2.3 Salutogenese

2.3.1 Grundlagen der Salutogenese

Salutogenese wird als die Entstehung der Gesundheit definiert. Der biomedizinische Ansatz
der Salutogenese wurde von Antonovsky (1979) entwickelt und ist die theoretische Basis der
Gesundheitsförderung. Die Salutogenese beschäftigt sich im Grunde mit der Frage, wie die
Gesundheit trotz negativer Ereignisse und vielen Problemen aufrechterhalten werden kann.
Daher liegt im Fokus der Salutogenese die Identifikation der Aufrechterhaltungsfaktoren der
Gesundheit. Hierfür werden, sowohl die Gesundheit als auch die Krankheit als zwei
unterschiedliche Dimensionen mit verschiedenen und unterschiedlichen Facetten dargestellt,
die sich dennoch auf einem Kontinuum befinden. Antonovsky beschreibt dies als das Health-
ease-dis-ease-Kontinuum, kurz als das HEDE-Kontinuum. Dabei meint *health ease*, den Pol
der Gesundheit und des Wohlbefindens und *dis-ease*, als der gegensätzliche Pol, meint das
Fehlen von dem Wohlbefinden und der Gesundheit, also die Krankheit. Das Individuum
befindet sich auf einem Punkt zwischen den beiden Polen und kann je nach spezifischer
Situation oder Umstände variieren. Dabei kann die genaue Position der Person auf dem
Kontinuum zwischen Gesundheit und Krankheit durch verschiedene Faktoren ermittelt
werden. Darunter fällt unter anderem die subjektive Schmerzempfindung, sowie die
Einschränkung der Gesundheit durch Empfindungen, die entstehende
Handlungsnotwendigkeit und die prognostische Implikation. Weitere zentrale Aspekte der
Salutogenese sind das Kohärenzgefühl und die generellen Widerstandsressourcen, die
aufzeigen, wo sich die Person auf dem Kontinuum zwischen gesund und krank befindet
(Renneberg und Hammelstein, 2006).

2.3.2 Das Kohärenzgefühl und die Gesundheitsressourcen

Das Kohärenzgefühl (Sense of Coherence, SOC) wird als „die globale Orientierung
bezeichnet, die zum Ausdruck bringt, in welchem Umfang man ein generalisiertes,
überdauerndes, aber dynamisches Gefühl des Vertrauens und der Zuversicht hat, dass die
interne und externe Umwelt vorhersagt und eine hohe Wahrscheinlichkeit darin sieht, dass
sich die Dinge so entwickeln werden, wie es vernünftigerweise erwartet werden kann" (zitiert
nach Antonovsky, 1997 von Renneberg und Hammelstein, 2006). Zusammengefasst kann
man das Kohärenzgefühl als eine nicht nur spezifische, sondern auch viele weitere Faktoren
der Umwelt betreffenden Auffassung des Individuums bezeichnen. Dies geschieht unter einem

Gefühl der Sicherheit in Form von Zuversicht, die sowohl momentane als auch zukünftige Ereignisse betrifft. Wichtig dabei ist, dass das Gefühl der Zuversicht kontinuierlich ist, womit sie allgemeingültig bleibt. Schließlich zieht sie sich durch die ganze Lebensspanne des Individuums und ist stets *dynamisch*, womit sie potentiell veränderbar bleibt (Faltermeier, 2005). Das Kohärenzgefühl ist ein Gefühl von Zusammengehörigkeit und gilt als eine grundlegende Lebenseinstellung, die in einer Wechselwirkung mit den generalisierten Widerstandsressourcen, also den Gesundheitsressourcen steht (Renneberg und Hammelstein, 2006). Das Konzept der Kohärenz besteht aus drei Komponenten, die die Richtung und den Inhalt der Gefühlsebene der Zuversicht bestimmt (Faltermeier, 2005).

Die erste Komponente ist die Verstehbarkeit (comprehensibility). Dies beschreibt den Prozess, dass ein Individuum seine Umwelt als kognitiv verständlich wahrnimmt. Aufgrund der Verstehbarkeit werden Ereignisse oder auch Reize als strukturiert und einordbar aufgefasst (Renneberg und Hammelstein, 2006). Die Verstehbarkeit ist hoch ausgeprägt, wenn die Person Erlebnisse als für sich selbst erklärbar betrachten kann. Dadurch entsteht bei der Person ein geringer Grad an Vorhersehbarkeit bezüglich zukünftiger Ereignisse (Faltermeier, 2005).

Die zweite Komponente ist die Handhabbarkeit bzw. die Bewältigbarkeit (manageability). Durch die Handhabbarkeit werden die eigenen personalen und die sozialen Ressourcen zur Bewältigung von Herausforderungen wahrgenommen (Schwarzer et al., 2002). Diese Komponente bezieht sich auf die kognitive Ebene, wodurch die eigenen Ressourcen im Hinblick auf die Bewältigung von eintretenden Ereignissen subjektiv eingeschätzt werden. Zudem bezieht sie sich auf die motivationale Ebene der Person, die einen gewissen Grad der Zuversicht in Bezug auf das Meistern der konfrontierten Situation mit sich bringt (Faltermeier, 2005).

Die Sinnhaftigkeit (meaningfulness) bezeichnet die dritte Komponente. Hier wird dem jeweiligen Lebensereignis ein bestimmter Sinn zugeschrieben (Schwarzer et al., 2002). Die dritte Komponente ist auf einer motivationalen Ebene angelegt. Durch das Vorhandensein hoher Sinnhaftigkeit werden Anforderungen im Leben als persönliche Herausforderungen betrachtet. Dadurch entwickelt das Individuum ein Gefühl der Sinnhaftigkeit für Lebensereignisse (Faltermeier, 2005).

Zusammenfassend herrscht eine enge und unabdingbare Bindung zwischen den drei Komponenten. Die dritte, motivationale Komponente hat dabei die höchste Gewichtung. Durch das Fehlen der emotionalen Sinngebung wird die Verstehbarkeit der Umwelt eingeschränkt, wodurch letztendendes die Wahrnehmung, eine Lage bewältigen zu können, nicht aufkommt (Faltermeier, 2005). Durch das Vorhandensein eines stark ausgeprägten Kohärenzgefühls sind Menschen dazu in der Lage, ihre vorhandenen Ressourcen optimal zu verwenden und aufkommende Stressoren durch den jeweils angemessenen Bewältigungsstil zu überwinden (Renneberg und Hammelstein, 2006).

Die Gesundheitsressourcen bzw. die allgemeinen Widerstandsressourcen werden von Antonovsky (1997) als „jedes Merkmal einer Person, Gruppe oder Umwelt, das eine wirksame Spannungsbewältigung erleichtern kann", definiert (zitiert nach Antonovsky, 1997 von Faltermeier, 2005). Um effektiv mit Belastungen umgehen zu können, gibt es eine Reihe von internen und externen Ressourcen.

Die Wahrnehmung von eigenen Bedürfnissen, eigenen Wünschen, Anforderungen oder Ängsten, sowie Fähigkeiten und Kompetenzen sind interne Ressourcen (Renneberg und Hammelstein, 2006). Interne Ressourcen können unter anderem in zwei Bereiche untergliedert werden, diese sind die personal-psychischen Ressourcen und die körperlichen Ressourcen (Faltermeier, 2005).

Persönlichkeitsmerkmale beziehen sich auf die personal-psychischen Merkmale einer Person und ihrer Ressourcen. Solche Merkmale sind beispielsweise Hardiness, Optimismus sowie Selbstwirksamkeit, die bereits weiter oben geschildert wurden. Des Weiteren ist die Kontrollüberzeugung, die eine Person in Bezug auf die eigene Gesundheit besitzt eine wichtige personal-psychische Ressource. Alle benannten Faktoren gehören zu individuellen Dispositionen. Kognitive Dispositionen, wie das Gesundheitswissen einer Person und die Intelligenz sind ebenfalls wichtig. Beide Faktoren fördern die Bewältigung von schweren Ereignissen und den rationalen Umgang mit der eigenen Gesundheit (Faltermeier, 2005).

Hinzu kommt die Handlungskompetenz, die ebenfalls eine personal-psychische Ressource ist. Die Kompetenz einer Person, Ereignisse angemessen zu bewältigen sind beispielsweise die Coping-Strategien. Diese wurden schon unter 2.2.2 näher erläutert. Antonovsky empfiehlt, dass Coping-Strategien rational, vorausschauend und flexibel sein sollten. Eine weitere Handlungsressource ist die präventive Lebensorientierung, wodurch Personen langfristig organisieren und vorsorgend handeln. So werden zukünftige Problematiken schon im Voraus vermieden. Die letzte Handlungsressource ist die soziale Kompetenz einer Person. Beim Auftritt von Herausforderungen ist die Kommunikation über das entstandene Problem oder über die resultierenden Konsequenzen besonders wichtig. In dem vorliegenden sozialen Kontext müssen verschiedene Kommunikationen stattfinden, die davor angemessen wahrgenommen und verarbeitet werden müssen, um effektiv zur Problembewältigung beizutragen (Faltermeier, 2005).

Die körperliche Ressource bezieht sich auf die Erhaltung der körperlichen Fitness, wodurch die Verwundbarkeit und die Verletzlichkeit verringert wird. Außerdem ist das Aufrechterhalten eines funktionstüchtigen Immunsystem wichtig, um Herausforderungen bewältigen zu können. Hinzu kommt die Stabilität von dem vegetativen und dem kardiovaskulären System, um Anfälligkeiten für Herz- und Kreislauferkrankungen zu minimieren. Zu den körperlichen Ressourcen zählt ebenso ein gesundes Körpergefühl. Aufgrund des Wunsches, sein positives Körpergefühl beizubehalten, werden gesundheitsförderliche und risikovermeidende Verhaltensweisen dargelegt. Die Person kennt seine körperlichen und psychischen Grenzen und versucht eine Überschreitung dessen zu vermeiden (Faltermeier, 2005).

Externe Ressourcen sind beispielsweise soziale Faktoren oder materielle Ressourcen (Faltermeier, 2005).

Zu den sozialen Faktoren gehören die Umwelt, die sozialen Beziehungen und die Lebenswelt eines Individuums. Dabei wird zwischen den sozialen Unterstützungsressourcen und den sozialen Netzwerken unterschieden. Die sozialen Netzwerke basieren auf einer qualitativen und kontinuierlichen Beziehung, wobei die Anzahl der Beziehungen nicht erheblich ist. Die Vertrauensbeziehung und das Gefühl der gegenseitigen Verpflichtung ist dabei ausschlaggebend für die entstandene Ressource.

Materiellen Ressourcen, wie Geld und damit im Zusammenhang stehende leicht zugänglichen Faktoren, wie Dienstleistungen oder Güter sind ein oft unterschätzter Faktor, der zur Bewältigungsbelastung beiträgt (Faltermeier, 2005).

Zusammenfassend wird das allgemeine Wohlbefinden und der Gesundheitszustand einer Person nach dem Salutogenese-Modell anhand des Kohärenzgefühls, den generellen Widerstandsressourcen und den aktuellen Stressoren bestimmt (Schwarzer et al., 2002).

2.3.3 Operationalisierung des Kohärenzgefühls (Sense of Coherence Scale)

Die Sense of Coherence Scale (SOC-Scale) wurde zur Erfassung des Kohärenzgefühls von Antonovsky (1979) entwickelt. Sie ist ein diagnostischer Selbstbeurteilungsfragebogen (Schwarzer et al., 2002). Der Fragebogen besteht aus insgesamt 29 Items, die sich auf die drei Kohärenz-Komponenten beziehen. Dabei liegen 11 Items zur Verstehbarkeit, 10 Items zur Handhabbarkeit und 8 Items zur Komponente der Bedeutsamkeit vor (Renneberg und Hammelstein, 2006; Schwarzer et al., 2002). Die Items werden auf einer sieben stufigen Ratingskala erfragt. Zudem gibt es zwei Versionen der Kurzfassung mit 13 und 9 Items. Kritisch anzumerken, ist die Inkonsistenz der Itemformulierungen (Schwarzer et al., 2002).

2.3.4 Zusammenführung und Überblick der Salutogenese

1. Zentral im Modell der Salutogenese ist das Kohärenzgefühl, der sich durch die Lebenserfahrungen in der Kindheit und Jugend bereits formen lässt.

2. Die Lebenserfahrungen werden durch die, wie vorhin beschriebenen vielfältigen und generellen Widerstandsressourcen ausgebildet.

3. Der Ursprung der Widerstandsressourcen sind soziokulturelle und auch historisch bedingte Faktoren.

4. Es herrscht eine wechselseitige Beziehung zwischen den generalisierten Widerstandressourcen und des Kohärenzgefühls. Durch geringe bzw. wenig vorhandene Widerstandsressourcen wird eine geringere Ausprägung des Kohärenzgefühls bedingt. Dies wiederum bedingt eine suboptimale Nutzung von den Widerstandsressourcen (Bengel und Lyssenko, 2012).

5/6. Die Widerstandsressourcen beeinflussen den Umgang mit den Stressoren und dem entstandenen Spannungszustand.

7. Stressoren bedingen einen Spannungszustand, da der Organismus mit einem

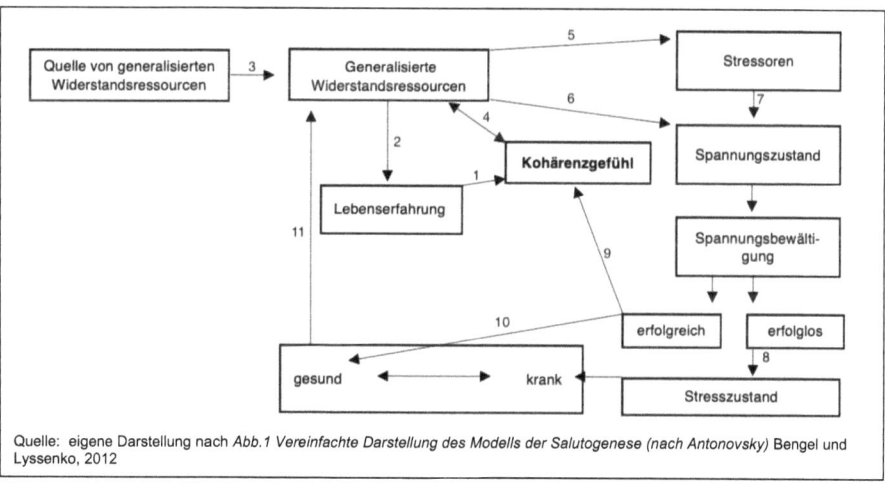

Quelle: eigene Darstellung nach *Abb.1 Vereinfachte Darstellung des Modells der Salutogenese (nach Antonovsky)* Bengel und Lyssenko, 2012

bewusst zu verarbeitendem Reiz konfrontiert wird.

8. Bei einer erfolglosen Spannungsbewältigung wird der subjektiv empfundene Stresspegel erhöht. Dies trägt zu einer negativen Lokalisation auf dem HEDE-Kontinuum bei. Der entstandene, nicht reduzierte Stresszustand wirkt sich auf die Vulnerabilitäten der Person aus.

9/10. Bei erfolgreicher Spannungsbewältigung wird das Kohärenzgefühl gestärkt und die Balance auf dem HEDE-Kontinuum wird beibehalten bzw. in die gesunde Richtung gelenkt.

11. Mit der positiven Balance auf dem Kontinuum wird die Ausbildung von neuen Widerstandsressourcen bezweckt (Bengel und Lyssenko, 2012).

3.Diskussion

Die beiden Forschungsansätze der Resilienz und der Salutogenese stehen in einer engen Verbindung zueinander. Beide werden im Rahmen der Widerstandsfähigkeit einer Person erklärt und untersucht. Die Resilienzforschung beschäftigt sich zum einen mit den Krankheitsursachen, und zum anderen mit welchen Faktoren diese aufrechterhalten werden. Im Gegensatz zum Resilienzmodell liegt der Fokus in der Salutogenese auf den Aspekten wie die Gesundheit entsteht und aufrechterhalten wird (Renneberg und Hammelstein, 2006). Dementsprechend entspringen die Resilienz und die Salutogenese aus verschiedenen Ansatzpunkten, die dennoch auf die Erhaltung eines gesunden Zustandes des Individuums abzielen. Durch Resilienzfaktoren können kritische Lebensereignisse schneller überwunden werden. Kritisch anzumerken ist, dass es innerhalb der Resilienzforschung noch sehr viele uneinheitliche Aspekte gibt. Es ist es wichtig welche Resilienzfaktoren in welchem Kontext genutzt werden, da nicht alle Faktoren bei allen schweren Lebensereignissen gleichermaßen förderlich sind (Filipp und Aymanns, 2018). Je nach spezifischem Kontext kann beispielsweise die Selbstwirksamkeit als ein Schutzfaktor fungieren, während sie in einem anderen Kontext ein Risikofaktor darstellt (Renneberg und Hammelstein, 2006). Die Gesundheit ist kein fester Zustand, sondern wird als ein Prozess definiert. Individuen bewegen sich auf dem Kontinuum zwischen dem gesunden und dem kranken Pol. Dabei liegt der wesentliche Unterschied der Resilienz und der Salutogenese darin, dass die Resilienzfaktoren in dem Modell der Salutogenese mitinbegriffen sind und zusätzlich zur Ermittlung von pathogenetischen Faktoren sich auch mit dem den Menschen grundsätzlich zur Verfügung stehenden Ressourcen auseinandersetzt. Mithilfe von Resilienzfaktoren versucht der Mensch sich auf dem gesunden Pol zu lokalisieren.

In dem systematischen Review von Becker-Nehring und ihren Kollegen (2012) wurden sowohl Schutz, als auch Risikofaktoren in Bezug zu traumatischen Ereignissen zusammengefasst und näher untersucht.

In der Studie von Cassini und Kollegen (2010) wird die Selbstwirksamkeit als ein Schutzfaktor nach Erleben eines Traumas bzw. eines schwerwiegenden Ereignisses, identifiziert (Becker-Nehring, Witschen und Bengel, 2012). Die Selbstwirksamkeit ist sowohl ein Konstrukt der Resilienzforschung, als auch eine personal-psychische Widerstandsressource nach dem Modell von Antonovsky. Außerdem trägt die Selbstwirksamkeit zu einer geringeren Ausprägung psychischer Störungen sowie derer

Symptome, wie depressive Verstimmungen, Angst oder posttraumatische Belastungsstörung bei.

Durch die Erfahrung von sozialer Unterstützung wird die psychische Gesundheit gefördert. Dies wurde durch Brewin und seinen Kollegen (2000) empirisch belegt (Becker-Nehring et al., 2012). Die soziale Unterstützung sollte hierbei, um einen Nutzen für die betroffene Person zu haben aktiv von den Mitmenschen angeboten werden (Filipp und Aymanns, 2018). Dabei ist die soziale Unterstützung als eine generelle Widerstandsressource im Gesundheitsmodell von Antonovsky enthalten und gleichzeitig in der Resilienzforschung als ein Schutzfaktor gegenüber traumatischen Ereignissen aufgeführt.

Die individuelle Kontrollüberzeugung, die in beiden Theorien aufgeführt wurde dient als protektiver Faktor gegenüber kritischen Lebensereignissen (Filipp und Aymanns, 2018).

Die förderliche Wirkung des Hardiness-Konstrukts in Bezug auf die Bewältigung kritischer Lebensereignisse wurde in der Studie von Eschlemann, Bowling und Alarcon (2010) empirisch nachgewiesen. Durch Hardiness konnte eine höhere Lebenszufriedenheit ermittelt werden. Ebenso trägt sie zu einer förderlichen Nutzung von Coping-Strategien bei. Somit gilt Hardiness als ein Schutzfaktor der Resilienz und als eine personal-psychische Ressource der Salutogenese (Bengel und Lyssenko, 2012).

Das Kohärenzgefühl ist sowohl in der Resilienzforschung als auch in der Salutogenese ein wichtiges Konstrukt (Bengel und Lyssenko, 2012). Sie trägt zu einer mental gesünderen Lebensform bei. In der Studie von Born, Crackau und Thomas (2008) wird der Beginn des Studiums als ein kritisches Lebensereignis eingestuft. Dabei wurde der Kohärenzsinn in Bezug auf die Bewältigung von dem ausgelösten Stress bzw. dem schweren Lebensereignis näher untersucht. Erforscht wurde, dass das Kohärenzgefühl ein positiver Prädiktor für die Problembewältigung darstellt (Born, Crackau und Thomas, 2008).

Es wurde ein positiver Zusammenhang zwischen der Vermeidung von Coping-Strategien und das Erleben von negativen Emotionen und Kognitionen nachgewiesen (Becker-Nehring et al., 2012). Dies stützt die Annahme, dass positive Emotionen zur Bewältigung von negativen Ereignissen beitragen, wobei positive Emotionen als protektive Resilienzfaktoren gelten.

Die körperliche Fitness wird als eine generelle Widerstandsressource in der Salutogenese aufgeführt (Faltermeier, 2005). Sie hat jedoch nur einen kleinen bis mittel großen Einfluss im Hinblick auf die Entstehung von Traumafolgestörungen (Becker-Nehring et al., 2012). Demnach sind körperliche Ressourcen zwar bedeutsame Faktoren für den Erhalt bzw. die Stabilisierung der Gesundheit, aber dennoch keine notwendigen Ressourcen für eine erfolgreiche Bewältigung von kritischen Lebensereignissen.

Materielle Ressourcen, entnommen aus der Salutogenese helfen bei der Bewältigung von schweren Lebensereignissen. Dementsprechend kann die materielle Sicherheit als ein protektiver Faktor bei kritischen Lebensereignissen fungieren (Bengel und Lyssenko, 2012).

Schließlich werden beim Umgang mit kritischen Lebensereignissen, sowohl die Resilienzfaktoren, als auch die salutogenetischen Aspekte benötigt, um eine ausgewogene Lebensweise herbeizuführen. Denn viele Ressourcen der Salutogenese und viele Faktoren der Resilienzforschung zeigen eine gegenseitige Übereinstimmung.

Präventiv können vor Eintritt eines schweren Lebensereignisse Übungen und auch stärkende Maßnahmen bezüglich der eigenen Selbstwirksamkeit, des Optimismuskonzepts oder der Hoffnung durchgeführt werden. So wäre die Person auf ein unerwartetes, psychisch schwer belastendes Ereignis mithilfe von salutogenetischen Aspekten und Resilienzfaktoren gestärkt. Weitere salutogenetische Aspekte und Resilienzfaktoren, wie beispielweise die soziale Unterstützung können als eine Interventionsmaßnahme nach Eintritt eines schweren Lebensereignisses fungieren.

Literaturverzeichnis

Allemand, M.& Steiner, M. (2010). Verzeihen und Selbstverzeihen über die Lebensspanne. Gegenwärtiger Forschungsstand und Forschungsperspektiven. *Zeitschrift für Entwicklungspsychologie und Pädagogische Psychologie.* 42, 63-78. doi: 10.1026/0049-8637/a000012

Becker-Nehring, K., Witschen, I.& bengel, J. (2012). Schutz- und Rsikofaktoren für Traumafolgestörungen – Ein systematisches Review. *Zeitschrift für Klinische Psychologie und Psychotherapie.* 41(3), 148-165. doi: 10.1026/16163443/a000150

Bengel, J. & Lyssenko, L. (2012). *Resilienz und psychologische Schutzfaktoren im Erwachsenenalter. Stand der Forschung zu psychologischen Schutzfaktoren von Gesundheit im Erwachsenenalter* (Forschung und Praxis der Gesundheitsförderung, Band 43, Auflage: 1.3.11.12). Köln: BZgA. Verfügbar unter http://www.bzga.de/pdf.php?id=601d3eab3f45a0702098da947a5deea8 [04.07.2020]

Bonanno, G.A. (2005). Resilience in the Face of Potential Trauma. *Current Directions in Psychological Science.* 14(3), 135-138. doi: 10.1111/j.0963-7214.2005.00347.x

Born, A., Crackau, B.& Thomsa, D. (2008). Das Kohärenzgefühl als Ressource beim Umgang ins Studium. *Zeitschrift für Gesundheitspsychologie.* 16, 51-60. doi: 10.1026/0943-8149.16.2.51

Brandt, M. Statista Infografiken (2019). *So verbreitet sind psychische Probleme.* Verfügbar unter https://de.statista.com/infografik/19548/auftreten-von-psychischen-problemen in-deutschland/ [26.06.2020]

Deutsche Gesellschaft für Psychiatrie und Psychotherapie, Psychosomatik und Nervenheilkunde e.V. – DGPPN (2018). *Dossier – Psychische Erkrankungen in Deutschland: Schwerpunkt Versorgung.* Verfügbar unter https://www.dgppn.de/_Resources/Persistent/f80fb3f112b4eda48f6c5f3c68d23632a 3ba599/DGPPN_Dossier%20web.pdf [26.06.2020]

Faltermaier, A. (2005). *Gesundheitspsychologie.* Stuttgart: Kohlhammer

Filipp, S.-H. & Aymanns, P. (2018). *Kritische Lebensereignisse und Lebenskrisen. Vom Umgang mit den Schattenseiten des Lebens* (2., aktualisierte Auflage). Stuttgart: Kohlhammer. Verfügbar unter http://www.kohlhammer.de/wms/instances/KOB/appDE/nav_product.php?product=9 8-3- 17-032918-8

Holmes, T.H.& Rahe, R.H. (1967). The social readjustment rating scale. *Journal of Psychomatic Research.* 11(2), 213-218. doi: 10.1016/0022-3999(67)90010-4

Jopp, D.S.& Schmitt, M. (2010). Dealing with negative life events: differential effects of personal resources, coping strategies, and control beliefs. *European Journal of Ageing*. 7(3), 167-180. doi: 10.1007/s10433-010-0160-6

Jürgen, H. (2006). Optimismus und Gesundheit: Überblick, Kritik und Forschungsperspektiven. *Zeitschrift für Gesundheitspsychologie*. 8, 111-122. doi: 10.1026//0943-8149.8.3.111.

Renneberg, B. und Hammelstein, P. (Hrsg.). (2006). *Gesundheitspsychologie*. Heidelberg: Springer

Schmitz, U., Rothermund, K.& Brandstädter, J. (2006). Persönlichkeit und Lebensereignisse: Prädiktive Beziehungen. *Zeitschrift für Entwicklungspsychologie und Pädagogische Psychologie*. 31, 147-156. doi: 10.1026//0049-8637.31.4.147

Schumacher, J., Leppert, K., Gunzelmann, T., Straß, B.& Brähler, E. (2004). Die Resilienzskala – Ein Fragebogen zur Erfassung der psychischen Widerstandsfähigkeit als Personenmerkmal. *Klinische Psychologie, Psychiatrie und Psychotherapie*. Verfügbar unter https://d1wqtxts1xzle7.cloudfront.net/42652022/Die_Resilienzskala_ _Ein_Fragebogen_zur_20160213-3565-vpa85i.pdf?1455387385=&response-content disposition=inline%3B+filename%3DDie_Resilienzskala Ein_Fragebogen_zur_Er.pdf&Expires=1593947755&Signature=VW8XeFxX6LpOcro 59VEFsWfjDTpQ8VxKSx09isT3LRjWr6Sjiu3yZ7~kKqz3w641nSwHsPIvaG5J5ek~T srJU5XwxN~4O09QWU4NQfJtH~C4DN5rLa0QYg6p7oXa0DvrEyRrOR8oSYJCio3o 6Cfm2csPpVmqEBTy1tnuzOFMbBDtsPlvFPPp75HVXjqYukhSMtDH3XX22H2YTM ROHclcRafLGAzFcjqHpbtTzJAkhl0hmF~6oLT40ZvN2pml2Ndu E5QHFOsm2JRkTmocpUgXqIGXYVuqxf0MDZ wEqCH4LKnzBxPzFkdeNfl5o7AZsbQEHDwLc83EVGOEhBg__&Key-Pair Id=APKAJLOHF5GGSLRBV4ZA [abgerufen am 05.07.2020]

Schwarzer, R., Jerusalem M.& Weber, H. (Hrsg.). (2002). *Gesundheitspsychologie von A bis Z*

Southwick, S.M., Bonanno, G.A., Masten, A.S., Panter-Brick, C.& Yehuda, R. (2014) Resilience definition, theory and challenges: interdisciplinary perspectives. *European Journal of Psychotraumatology*. doi: 10.3402/ejpt.v5.25338

Warner, L.M. (2020). Resilienz. In M.A. Wirtz (Hrsg.), *Dorsch – Lexikon der Psychologie*. Verfügbar unter https://dorsch.hogrefe.com/stichwort/resilienz [abgerufen am 03.07.2020]

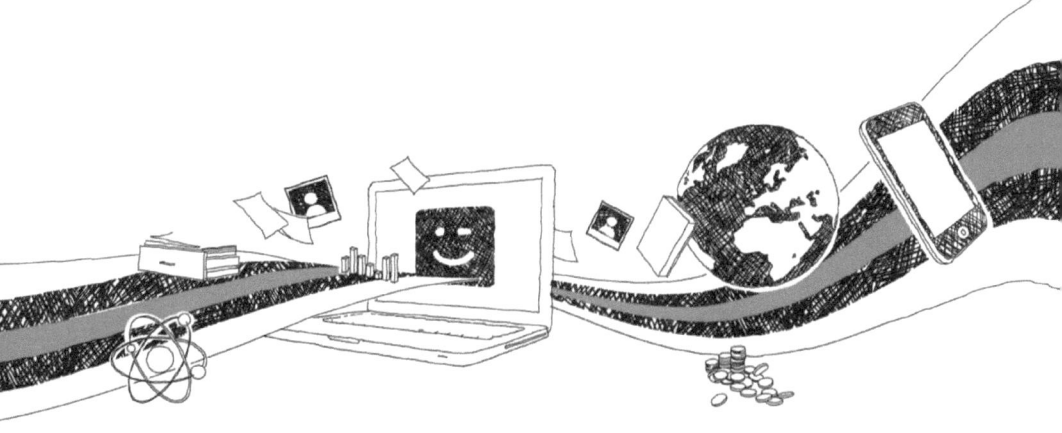
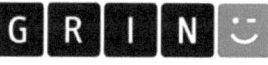